AF590342

DES MALADIES

INFLAMMATOIRES

DES FEMMES

EN COUCHES,

PAR M. WEST, DOCTEUR EN MÉDECINE,

ANCIEN INTERNE DE 1re CLASSE DES HÔPITAUX DE PARIS ET DE LA MAISON D'ACCOUCHEMENT ; ANCIEN ÉLÈVE DE L'ÉCOLE PRATIQUE.

> Dans l'étude des sciences naturelles, on ne doit s'étayer que sur des théories qui soient l'expression rigoureuse des faits observés.

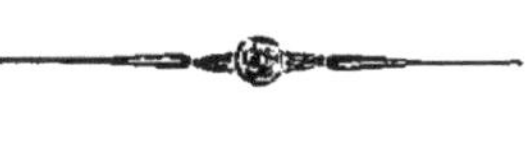

A PARIS,

CHEZ BÉCHET JEUNE, LIBRAIRE DE L'ACADÉMIE ROYALE DE MÉDECINE, PLACE DE L'ÉCOLE DE MÉDECINE, N° 4 ;

ET CHEZ COMPÈRE, LIBRAIRE, RUE DE L'ÉCOLE DE MÉDECINE, N° 8.

1825.

A LA MÉMOIRE

DE J.-B. J. DELAMBRE,

Officier de la Légion-d'Honneur, Chevalier de l'ordre de Saint-Michel, Membre de l'Institut, Professeur du Collége royal de France, etc., etc.

ET

DE J. N. HALLÉ,

Chevalier de la Légion-d'Honneur et de l'ordre de Saint-Michel, Membre de l'Institut, Professeur de l'École de médecine de Paris et du Collége royal de France, etc., etc.

J'AI DÛ A LEUR BIENVEILLANTE PROTECTION MON ÉDUCATION LITTÉRAIRE ET SCIENTIFIQUE.

A MONSIEUR R. A. BAFFOS,

Membre associé de l'Académie royale de médecine, Chirurgien en chef de l'hôpital de Madame Necker et de celui des Enfans malades.

Les leçons, les conseils et les marques d'amitié que vous n'avez cessé de me prodiguer, vous font participer à l'attachement et au dévouement respectueux que je porte à mes propres parens; puissé-je désormais répondre à leurs soins et aux vôtres aussi sûrement par mes succès que par ma reconnaissance!

WEST.

AVANT-PROPOS.

Avant que cette dissertation ne fût rendue publique, j'ai désiré qu'elle eût été soumise préalablement à l'opinion de mes juges, et qu'elle eût subi l'épreuve de quelques controverses particulières ; de plus, comme les limites dans lesquelles j'ai dû me restreindre, dans ce genre de composition littéraire, m'ont forcé à suivre un ordre systématique, qui voile, pour ainsi dire, le but que je me proposais, ce préambule aura le double avantage de présenter une espèce de sommaire des parties les plus importantes, et de venir à l'appui de quelques propositions qui n'ont point été suffisamment développées.

La péritonite puerpérale est la maladie inflammatoire des femmes en couches sur laquelle j'ai spécialement dirigé mes recherches. Je pense que, loin d'être une phlegmasie locale, elle appartient à un état inflammatoire commun à toutes les membranes séreuses, et que cet état lui-même n'est point la maladie essentielle primitive. J'ai cherché à appuyer ces propositions sur un ensemble de preuves qui m'ont paru convaincantes.

Les unes, indirectes, sont fournies par des inductions physiologiques, et par l'analogie d'autres affections où la similitude des causes répond à la similitude des phénomènes morbides ; d'autres preuves sont directes, et dépouillent, pour ainsi dire, la membrane péritonéale de cette susceptibilité inflammatoire que l'on regarde comme un effet direct et très-prochain de l'état des couches. Ce premier ordre de preuves occupe, d'une part, toute la première partie, où j'expose l'influence des fonctions génératrices et les causes de la maladie ; de l'autre, il occupe le premier chapitre de la troisième partie, où est rejetée la discussion sur les causes elles-mêmes.

Un second ordre de preuves est tiré de la simple description de la péritonite puerpérale, basées sur un grand nombre de faits, et d'un tableau concis des autres maladies inflammatoires des couches. Cette seconde partie de la dissertation n'a pas laissé le moindre doute que la péritonite puerpérale ne fût loin de se borner à une simple lésion péritonéale.

Un dernier ordre de preuves est déduit de conséquences plus éloignées et non moins rigoureuses ; il s'agit du second chapitre de la troisième partie, où se trouve la discussion sur la nature de la maladie. Le plus grand embarras que j'aie éprouvé a été de qualifier une affection qui ne trouvait point sa place dans les diverses nosographies. Pour éviter des inconvéniens qui auraient tenu à la forme de mes propositions plutôt qu'à leurs vrais principes, je n'ai eu recours à aucune dénomination particulière, et me suis arrêté à celles que chacun peut employer dans les sujets de pathologie générale. Ainsi j'ai reconnu en principe qu'une maladie inflammatoire était ou locale, ou générale, ou composée de ces deux modes, et, partant de là, j'ai conclu que l'inflammation commune de toutes les membranes séreuses était une maladie générale. C'est ce point qui a été le plus souvent contesté. Regarder comme générale une affection du système séreux a paru une innovation peu fondée ; on s'est rejeté dans cette définition, qu'une altération primitive de tous les fluides constitue seule une maladie générale ; et de cette application on a été conduit à sortir presque toujours du champ des maladies inflammatoires pour trouver des exemples de maladie générale. Mais, en supposant que ma définition (48, 1.° et 2.°) ne fût point exacte, celle que l'on m'a objectée le serait bien moins encore. En effet, si une disposition congéniale ou acquise produisait un état morbide du système séreux, du système synovial, ou de tout autre, après avoir agi sur lui directement, cet état morbide pourrait ne paraître qu'une affection locale très-divisée. Mais un trouble inflammatoire et aigu survenant tout à coup à la suite de causes qui ont agi sur toute l'économie ou sur les fonctions générales de nutrition, comme l'atteste le premier ordre de preuves mentionné ci-dessus, si toutes les membranes séreuses viennent à être affectées simultanément, le sont-elles primitivement, ou ne sont-ce que leur propre organisation et leurs propres fonctions, relativement au reste de l'économie, qu'il faut accuser de la forme que prend la maladie?

S'il restait quelque doute après cette conclusion *à priori*, il devrait être levé complètement en réfléchissant que, dans la péritonite puerpérale, la gravité des symptômes primitifs n'est point en harmonie avec la gravité des lésions du système séreux, et qu'elle l'est, au contraire, avec l'altération des fluides généraux : car, dans certains cas où la mort est très-prompte, les traces de l'inflammation des membranes séreuses existent à peine, elles sont nulles, que l'altération du sang est très-marquée ; dans d'autres cas, la maladie primitive cède, les fluides généraux reviennent presqu'à l'état naturel, et les lésions péritonéales sont assez profondes pour entraîner la mort par une série secondaire de symptômes morbides.

Ce que j'avais avancé sur l'inflammation des membranes séreuses demandait à être appuyé de vues théoriques; c'est pourquoi j'ai intercalé dans le même chapitre quelques considérations générales (54.), qui, sans établir une théorie nouvelle, montrent du moins que celle qui est généralement admise est susceptible de modifications, et ne peut servir à une opposition fondée, contre des principes qui s'accordent avec les résultats immédiats de l'observation.

Une dernière question m'a été proposée : quel est le but de ce travail sur un point de pure théorie ? Si cette discussion était essentiellement de théorie et sans application directe de pratique, on serait encore mal fondé de me contester son utilité, parce que toutes les parties de la pathologie sont tellement liées, qu'il ne peut être indifférent de jeter quelque lumière sur un point aussi important. Mais aujourd'hui il me sera très-facile de montrer le but d'utilité que je me suis proposé. Si je n'ai pas indiqué spécialement les corollaires III, IV et V, c'est que j'étais obligé de me resserrer, et que d'ailleurs ils étaient trop évidemment déduits de mon sujet pour ne pas frapper les yeux d'eux-mêmes, sans montrer du doigt l'application qui doit être faite surtout du III.e et du IV.e aux théories et aux traitemens en vogue dans la phase actuelle de la médecine. Localiser toutes les maladies, et les attaquer avec des sangsues là où l'on a circonscrit leur siége, tel est le vice que l'on reconnaît aujourd'hui dans beaucoup de méthodes thérapeutiques : est-il de peu d'importance de combattre un système qui conduit à des indications presque illusoires, dans des circonstances qui peuvent être si graves et si promptement mortelles ?

TABLE DES MATIÈRES.

PREMIÈRE PARTIE.

Considérations physiologiques sur l'influence des fonctions génératrices. — Causes des maladies inflammatoires des femmes en couches.

CHAPITRE I.

INFLUENCE DES FONCTIONS GÉNÉRATRICES.

CHAPITRE II.

CAUSES DES MALADIES INFLAMMATOIRES DES FEMMES EN COUCHES.

DEUXIÈME PARTIE.

TROISIÈME PARTIE.

Discussion sur l'étiologie, la nature et la classification des maladies inflammatoires des couches.

CHAPITRE I.

ÉTIOLOGIE.

CHAPITRE II.

CHAPITRE III.

QUATRIÈME PARTIE.

Thérapeutique.

DES MALADIES INFLAMMATOIRES

DES

FEMMES EN COUCHES.

A une époque où les principes généraux de la doctrine des fièvres sont l'objet de discussions dignes du plus haut intérêt, j'hésite en soumettant à la Faculté, comme l'essai d'un récipiendaire, ces considérations sur l'un des points les plus importans de cette partie de la science. Ayant subi dès l'année 1822 tous les examens qui précèdent cette dernière épreuve, et depuis cette époque étant resté constamment attaché à la Maison d'accouchemens, où le champ de l'observation est si vaste et si intéressant pour l'étude des maladies des couches, je n'ai pu me défendre du désir de développer dans cette dissertation les résultats de l'instruction que j'ai puisée dans cette clinique spéciale, et, j'ose le dire, de quelques méditations. Si ces titres, réunis à quelques succès obtenus dans les concours de cette école, peuvent me servir d'excuse pour avoir entrepris un sujet au-dessus de mes forces, j'espère qu'ils ne diminueront en rien l'indulgence avec laquelle la Faculté a coutume d'accueillir les premières tentatives de ses élèves.

Exposition.

(1.) Présenter l'histoire générale des affections inflammatoires qui surviennent après l'accouchement, préciser leur nature autant que le comportent nos connaissances physiologiques, déterminer la véritable classification qui leur convient, en faisant ressortir l'inconvénient de les rapporter uniquement aux types primitifs des cadres nosologiques formés jusqu'à ce jour; fixer enfin à leur égard les principales bases de la thérapeutique, tel est le but que je me propose.

Division.

(2.) Ce travail se divise naturellement en quatre parties.

La première comprendra des considérations physiologiques sur la santé de la femme, eu égard à l'influence des fonctions de la génération, et l'exposé des causes des maladies inflammatoires des couches.

La seconde sera consacrée à la description générale et suivie des phénomènes morbides de ces affections, et des altérations matérielles qui leur correspondent.

La discussion sur leur étiologie, leur nature et leur classification composera la troisième.

Dans la dernière je déduirai sous forme de corollaires des trois précédentes les inductions de pratique les plus importantes.

PREMIÈRE PARTIE.

Considérations physiologiques sur l'influence des fonctions génératrices. — Causes des maladies inflammatoires des femmes en couches.

CHAPITRE I.

INFLUENCE DES FONCTIONS GÉNÉRATRICES.

De la menstruation.

(3.) PRESQUE toute l'importance des fonctions reproductrices de l'espèce humaine a été déversée exclusivement sur l'un des deux sexes ; il en résulte que, tandis que l'homme jouit d'un état de santé uniforme, et ne subit dans sa constitution que les modifications qui tiennent aux divers âges, puisque chez lui la puberté elle-même s'établit insensiblement et sans crise, et que la faculté de procréer ne fait que vieillir avec les autres facultés ; au contraire, la femme reste pendant une grande partie de son existence dans un état de santé très-précaire, qui tient chez elle uniquement à cette faculté de procréer : la puberté a fait une véritable révolution dans tout son être, l'âge critique doit en opérer une autre, et dans la période qui sépare ces deux époques, l'état de santé le plus parfait est toujours troublé d'une manière plus ou moins sensible par un mouvement périodique dans les fluides destinés immédiatement à la nutrition. Si, dans cet intervalle, les fonctions génératrices sont mises en jeu, l'équilibre qui se rétablit en apparence par la suppression du flux menstruel, est, au contraire, plus troublé que jamais : à l'instant de la conception, un nouveau centre vital s'est formé; il se développe dans l'utérus en donnant le dernier degré d'assimilation aux fluides nourriciers que lui transmettent les voies circulatoires; l'influence de ce nouvel être vivant sur la femme qui a conçu est trop secrète pour que nous en découvrions la nature; mais on ne peut méconnaître son énergie en observant les différens phénomènes qui sont inséparables de la gestation.

De la grossesse. — 1.re PÉRIODE.

(4.) Dans les premiers mois, l'embryon, qui n'acquiert qu'un très-petit volume, ne peut compenser par l'emploi des fluides nécessaires à son développement la déviation absolue de ceux qui étaient destinés à se perdre par l'exhalation utérine, de sorte que, si l'adhérence intime du produit de la conception ne s'y opposait, l'avortement serait souvent le résultat des premiers efforts menstruels ; tandis qu'ils n'ont d'autre effet que de produire une espèce particulière de pléthore, à laquelle on peut attribuer le surcroît d'action qu'on observe habituellement à cette époque de la grossesse dans les glandes mammaires, pancréatique et salivaires. Le gonflement des seins, les dégoûts, les nausées, les vomissemens de sucs semblables à la salive, et le ptyalisme, que l'on remarque assez fréquemment, me paraissent rendre raison de cette déviation menstruelle, et l'analogie de texture entre ces glandes me porte à penser que ces diverses incommodités dérivent d'une source semblable, plutôt que de recourir à l'explication des sympathies de l'estomac et de l'utérus, qu'il est aussi facile d'accuser qu'il serait impossible d'en démontrer la réalité.

II.e PÉRIODE.

(5.) Lorsque le fœtus, au terme moyen de la grossesse, augmente dans une proportion plus rapide, ces phénomènes cessent presque complètement, hormis du côté des glandes mammaires, dont le développement et l'excitation ont toujours été en rapport avec les divers états des autres organes de la génération, et qui doivent concourir avec eux par la sécrétion du lait à l'entier accomplissement des fonctions génératrices.

III.e PÉRIODE.

(6.) Dans les derniers mois, l'enfant, augmentant toujours de volume, attire à lui une plus grande quantité de sucs nourriciers ; c'est dans cette période surtout que la santé de la femme s'altère d'une manière sensible : la peau perd sa fraîcheur et se décolore, les gencives prennent souvent une apparence scorbutique, les traits s'effilent, l'embonpoint diminue, et si l'on ajoute à ces effets ceux qui sont produits mécaniquement par l'énorme distension de l'utérus, la fatigue musculaire, la gêne de tous les organes digestifs, la compression des nerfs lombaires, la compression des gros troncs vasculaires, d'où résultent la dyspnée, l'œdème, les varices, les hémorrhoïdes et tous les effets d'une fausse pléthore, et une insomnie opiniâtre, on concevra facilement que la femme ne soit destinée à supporter une épreuve aussi pénible qu'autant qu'elle jouit d'une intégrité parfaite dans sa santé.

De l'accouchement.

(7.) Lors de l'accouchement, l'économie n'est plus modifiée par une influence lente et progressive, comme l'était celle de la grossesse. Le changement qui survient est instantané, et en quelques heures la femme revient à l'état dont elle s'était graduellement éloignée pendant les neuf mois de gestation. Cette crise violente se fait ressentir dans tout le corps; trouble excessif du système nerveux provenant de la contraction douloureuse et insolite de la fibre utérine, provenant de la distension déchirante des voies de la génération, provenant de l'agitation morale de celle qui va devenir mère : tous les muscles, dont la contraction est excitée pour soutenir celle de la matrice, compriment le système circulatoire; refoulement du sang dans les gros vaisseaux par la réduction et le reploiement des canaux utérins; reflux vers la périphérie du corps et vers tous les organes que leur masse et leur consistance rendent passibles d'un degré de compression, qui est nuisible à l'exercice de leurs fonctions; troubles semblables causés indirectement dans la respiration, la digestion, la sécrétion urinaire, la perspiration cutanée, etc., etc.

Des suites naturelles des couches.

(8.) Enfin l'accouchement se termine; toutes les causes cessant à la fois, les effets cessent également; le calme, le repos, la joie ont succédé tout à coup aux plus cruelles angoisses; mais ce repos est de peu de durée. Il y a chez la femme nouvellement accouchée une surabondance de fluides qui sera encore entretenue plus ou moins long-temps par l'habitude de la nutrition du fœtus; cette exubérance, jointe à la commotion de toute l'économie et à la perturbation subite des fonctions utérines, amènerait le plus souvent un trouble très-funeste, si la nature n'eût conservé aux mères le droit de nourrir encore le fruit qu'elles ont porté si long-temps dans leur sein. Par suite de cette admirable prévoyance, l'accès de fièvre franchement inflammatoire, la véritable synoque, qui se développe vers le troisième jour des couches, se termine ou plutôt se juge simplement par une sorte de métastase naturelle sur les deux glandes mammaires et la succion de l'enfant entretient cette source féconde, qui continue à lui donner la vie, et qui assure une crise heureuse et nécessaire à la conservation de la santé. La nature, il est vrai, s'est réservé une autre voie par l'écoulement des lochies; mais celles-ci n'opèrent qu'un dégorgement local, celui de l'utérus jusqu'à ce qu'il soit entièrement revenu sur lui-même, et, pour ainsi dire, cicatrisé; mais cette évacuation locale seule n'eût pas été suffisante pour toute l'économie, car à la sécrétion du lait la nature joint même encore quelques autres mouvemens critiques très-favorables par les voies des sécrétions excrémentitielles.

Des suites accidentelles des couches.

(9.) Cependant les ressorts les plus intimes de l'organisme ont été éprouvés; s'ils ont résisté, c'est parce qu'ils avaient conservé toute leur énergie pour recevoir et amortir l'impression de ces mouvemens morbides. Si certaines causes viennent troubler la marche de la nature, bientôt après l'accomplissement de ces fonctions importantes, les dérangemens qui surviennent attestent des lésions profondes dont le principe seul nous est voilé par les secrets de l'organisation. Je vais passer à l'examen des causes qui produisent ces funestes effets.

CHAPITRE II.

CAUSES DES MALADIES INFLAMMATOIRES DES FEMMES EN COUCHES.

Des causes prédisposantes.

(10.) Les causes prédisposantes qui agissent indépendamment de l'influence de la grossesse sont générales ou locales. Les premières tiennent d'abord aux tempéramens, et ensuite à des circonstances qui se rencontrent le plus souvent dans les nombreuses populations des villes. Là beaucoup de femmes habitent des lieux si étroits, si humides et si malsains, que l'homme accoutumé à l'aisance peut à peine en supporter le séjour pendant quelques instans. Ne pouvant d'ailleurs se garantir de la rigueur et de l'intempérie des saisons, croupissant dans la malpropreté sous des vêtemens qu'elles ne renouvellent presque jamais, faisant usage de la nourriture la plus grossière, s'adonnant quelquefois à des excès de boisson, livrées à des travaux au-dessus de leurs forces, leur unique sauvegarde est presque l'abrutissement dans lequel elles tombent; car cet état semble se communiquer du moral au physique, qu'il dégrade par une sorte d'insensibilité. Lorsque la grossesse vient mettre le comble à ces souffrances, l'accouchement détermine souvent l'invasion de maladies d'autant plus graves, que chaque partie de l'économie a fini par recevoir une atteinte profonde de l'action prolongée de ces causes. On voit dans les hospices arriver au dernier terme de la grossesse ces êtres couverts de la livrée de la misère, et qui semblent porter d'avance en eux-mêmes le germe de leur destruction plutôt que le germe d'une nouvelle existence : elles sont affaiblies par une longue diarrhée ou par un catarrhe pulmonaire ancien, ou elles ont un mouvement fébrile continuel ; la peau est sèche et terreuse ; la langue et les conjonctives sont rouges ; point d'appétit ; quelquefois elles ont des affections rhumatismales, un ictère, une maigreur extrême ; enfin l'enfant qu'elles portent est chétif, souvent il est frappé de mort avant d'atteindre la vie, qui lui échapperait presque aussitôt. L'excès opposé n'est pas sans inconvénient. Des personnes habituées à une vie molle et efféminée, qui n'entretiennent pas la vigueur du corps par un exercice convenable, manquent également de l'énergie nécessaire pour supporter sans accident la révolution opérée par l'accouchement. Les prédispositions locales ne sont qu'individuelles, et peuvent varier à l'infini.

Des causes déterminantes, accidens de l'accouchement.

(11.) Pendant l'accouchement et le temps des couches, la marche de la nature peut être intervertie par beaucoup de causes déterminantes : les températures extrêmes, leurs variations brusques, un air vicié par les émanations d'un grand nombre de malades, une constitution régnante, l'usage d'un linge froid et humide, et des lotions froides, qui peuvent exposer la femme pendant le travail ou les couches à des suppressions de la transpiration et des lochies, une nourriture abondante, l'usage, si difficile à faire cesser parmi le peuple, de boissons excitantes pendant et après l'accouchement, l'imprudence de quelques femmes qui se lèvent et vaquent à leurs occupations dès les premiers jours, et surtout chez un très-grand nombre les affections morales.

(12.) Au nombre de ces causes il faut encore ajouter les accidens de l'accouchement lui-même, tels que son impossibilité, un travail trop long, une perte considérable, les névroses graves, les accouchemens contre nature, les accouchemens laborieux, les opérations chirurgicales et toute espèce de lésion locale accidentelle des organes de la génération.

Relevé numérique des registres de la Maison d'accouchement.

(13.) Ici je m'abstiendrai de toute réflexion sur la nature de l'influence et des causes que j'ai exposées dans ces deux chapitres; je n'y reviendrai qu'après avoir présenté dans la description suivante un résumé général de faits pathologiques très-nombreux. Je ne citerai aucun exemple en particulier; mais je donnerai la substance d'environ cinq cents observations de ce genre d'affections que j'ai suivies moi-même attentivement, et dont plus de la moitié ont été complétées par l'examen nécroscopique. En mentionnant ce nombre de cinq cents observations, je ne tiens compte que de la proportion des maladies inflammatoires et d'un certain degré de gravité, car du 1.er janvier 1823 au 1.er janvier 1825, il s'est fait à la Maison d'accouchement 5,051 accouchemens; il y a eu environ 600 femmes en couches transférées dans les infirmeries, et 256 ont succombé, pour la plupart, à ce genre d'affections.

DEUXIÈME PARTIE.

Description générale des maladies inflammatoires des femmes en couches.

(14.) Sous l'influence de l'accouchement et des causes énoncées, la maladie naît et succède à l'état de santé ou plutôt à un état physiologique qui différait déjà de la santé : ses différentes formes ayant été décrites par les auteurs sous la dénomination exclusive de *fièvre puerpérale*, ou de *péritonite*, de *métrite*, d'*entérite*, etc., les uns ont accumulé dans la description de leurs fièvres, comme dans celle de la fièvre ataxique, des signes pathognomoniques d'affections de divers organes, et quelquefois des symptômes contraires, et encore n'ont-ils fait aucune mention de beaucoup de circonstances pathologiques dignes d'attention. Les autres ont fait les mêmes omissions, et ont surchargé leur description, celle de la péritonite, par exemple, de symptômes concomitans, ou plutôt de véritables complications, qu'ils ont regardées comme purement symptomatiques de cette inflammation. En considérant ces affections d'un point de vue plus élevé, on peut en représenter un tableau plus complet et plus méthodique, que je vais essayer d'esquisser à grands traits.

Effets immédiats des grands accidens de l'accouchement.

(15.) Lorsqu'un accouchement laborieux ou contre nature n'a pas pu se terminer, ou qu'il a été trop long-temps différé ; lorsque l'utérus s'est consumé en vains efforts, et que ses parois sont fatiguées, contuses, et quelquefois même rompues dans les circonstances les plus malheureuses, on observe plutôt des signes avant-coureurs de la mort que des symptômes d'une maladie : l'œil est terne et sec, les traits sont décomposés, la voix est éteinte, la peau est plombée, couverte d'une sueur froide, le pouls misérable et très-fréquent, la respiration s'embarrasse, bientôt les douleurs cessent, il semble que la sensibilité soit usée, les facultés intellectuelles se troublent ou restent comme engourdies, aux sueurs froides succède quelquefois une exaspération fébrile, et la malade succombe en vingt-quatre ou quarante-huit heures au plus.

(16.) Pendant la vie on a remarqué la fétidité des liquides qui suintaient des organes de la génération. On n'a pu examiner le sang, parce que la phlébotomie n'aurait pu être indiquée qu'antérieurement à l'invasion des symptômes effrayans que j'ai rapportés. Après la mort, on trouve tous les organes d'une pâleur et d'une flaccidité remarquable, le ventre est météorisé; les voies de la génération sont ou déchirées ou gangrénées, ou dans l'état qui précède cette décomposition organique, tuméfiées, bleuâtres ou verdâtres, gorgées de liquides sanguinolens. Un développement de gaz dans les interstices des tissus les rend crépitans sous l'instrument; il y a des épanchemens sanguins divers sous le péritoine, entre les feuillets des ligamens larges, dans l'une des moitiés de l'excavation pelvienne, dans une fosse iliaque, ou, à travers une rupture complète, dans la cavité péritonéale elle-même.

(17.) Lorsque les désordres occasionnés par un accouchement difficile sont moins graves, et que la femme a repris quelques forces après la délivrance, les symptômes que j'ai décrits sont remplacés successivement par les symptômes propres à un état simplement inflammatoire ; la chaleur revient à la peau ; le pouls se relève, quoiqu'il reste encore faible pendant quelque temps ; l'altération de la face est moins prononcée ; l'état primitif cède, pour ainsi dire, à l'invasion de la fièvre ; et comme, dans une circonstance de ce genre, la vie de la malade n'a été compromise ordinairement que par l'accouchement lui-même, échappée à ce danger, elle peut aussi échapper à la maladie, à la faveur des mouvemens critiques naturels. La sécrétion du lait se fait, le pouls se relève de jour en jour, le *faciès* se rétablit promptement, et d'une situation très-funeste, l'accouchée est revenue à un état naturel, sauf les cas où des lésions locales, le plus souvent des escharres, donnent lieu à des accidens particuliers, et quelquefois à des infirmités durables.

(18.) Si l'impression de ces causes accidentelles est plus profonde, la maladie retombe dans la forme de l'affection inflammatoire la plus fréquente à la suite des couches, ou dans celle que lui imprime une constitution régnante; seulement son début s'est trouvé confondu avec les troubles propres au travail même de l'accouchement. Maintenant je vais exposer le mode le plus fréquent de ces maladies inflammatoires avec ou sans complications, mode qui se rapproche le plus de ce que les auteurs ont tracé comme l'histoire de la fièvre puerpérale et de l'inflammation du péritoine.

Maladie inflammatoire ordinaire des couches. — I.re PÉRIODE. *Ses terminaisons.*

(19). L'invasion est généralement subite et rapide; elle a lieu quelquefois aussitôt après la délivrance, fréquemment dans les trois premiers jours, et il n'est pas rare qu'elle ne survienne qu'après cette époque, quoique la sécrétion du lait ait eu lieu dans quelques cas. Après une semaine, si la marche de la nature a été régulière, l'accouchée est à peu près hors de danger. Un œil exercé peut prévoir la maladie, avant la présence des symptômes eux-mêmes, à des signes précurseurs que l'on reconnaît par l'expérience, et qu'il est assez difficile de rendre. C'est une expression variable de la physionomie, accompagnée d'une disposition mentale tout-à-fait singulière; le cours ordinaire des idées est changé; ce n'est point toujours de l'inquiétude, ce n'est point du délire, ce n'est point un état comparable à un certain degré d'ivresse; c'est plus de vivacité dans les idées, qui naissent sans suite les unes sur les autres. Le langage a aussi quelque chose d'extraordinaire et de brusque ; la circulation est un peu accélérée et frappante ; la respiration, au lieu d'être insensible, se fait par des temps plus distincts.

(20.) On a bientôt confirmé ces soupçons par l'anomalie de la calorification ou plutôt du sentiment de chaleur de la surface du corps. Ce phénomène succède quelquefois instantanément à l'accouchement ; c'est un frisson général causé par un froid glacial et insupportable, avec claquement des dents et un tremblement convulsif de tous les muscles porté quelquefois à un tel degré, que le lit de la malade est continuellement secoué par l'agitation vive imprimée à tout le corps. La température de la peau n'est point généralement en rapport avec cette sensation de froid ; aussi la chaleur artificielle n'est pas capable de changer cet état, un bain de vapeurs même ne peut le suspendre. Des moyens de ce genre n'ont que l'avantage de satisfaire la malade par le bienfait d'une sensation contraire ; mais un froid réel accroîtrait certainement l'intensité et la durée du frisson. Ce phénomène précède souvent les deux ou trois premières exacerbations ; il est unique chaque fois, ou bien un frisson principal arrive bientôt après des frissons plus légers. Sa durée est d'une heure environ, quelquefois davantage.

(21.) C'est au premier accès, ou à l'un des suivans, que débute une douleur violente dans un point quelconque ou plusieurs points à la fois de la cavité abdominale. Son siége est dans les régions hypogastriques moyenne ou latérales, dans les régions lombaires ou ombilicale, dans les hypochondres, les flancs ou les côtés, dans les régions inguinales ou les membres inférieurs.

Le ventre est brûlant, sa tension est variable, sa sensibilité excessive; la respiration en devient entrecoupée; la malade pousse des gémissemens, et par momens quelques cris.

Au frisson succède la chaleur. Le pouls, qui était petit, dur et concentré, se développe; la peau, qui était pâle, se colore; les pommettes souvent deviennent rouges; la face reste tirée; l'origine des membranes muqueuses était violacée, elle devient d'un rouge vif; si c'est l'époque de la sécrétion du lait, celle-ci est entravée; les lochies sont presque entièrement supprimées.

La maladie arrivée à ce point n'a plus d'intermittence ; au contraire, les exacerbations sont fréquentes; il n'y a de type constant ni pour leur nombre, ni pour leur durée; seulement la fin du jour et la nuit les favorisent.

Le diagnostic est d'une facilité extrême à cette période; il ne peut être obscur qu'autant que la douleur manque absolument ; mais comme son absence dénote que la maladie est des plus graves, alors tous les autres symptômes trahissent ses progrès rapides.

La rougeur de la langue et la douleur de l'épigastre, le hoquet, les vomissemens, la constipation ou la diarrhée, s'observent quelquefois, mais ne sont point constans ; ce qui est inhérent à cet état, c'est une céphalalgie plus ou moins intense, une dyspnée considérable et une violente douleur sous le sternum.

(22.) Du reste, agitation, insomnie, rêvasseries pénibles ou délire. Dans les intervalles lucides, le moral est triste, abattu et frappé ; souvent ce pressentiment est trop juste. Dès cette première période, beaucoup de malades succombent, soit que la médecine ait été seulement expectante, soit qu'elle ait lutté vainement contre la maladie. Cette fâcheuse terminaison s'annonce par l'exaspération ou la cessation absolue des douleurs, fréquemment le retour des facultés intellectuelles, la petitesse et la fréquence du pouls, la chaleur mordicante de la peau, et souvent des vomissemens verdâtres. La respiration s'embarrasse de plus en plus, et une agonie lente précède le dernier moment. C'est dans le jour même de l'invasion ou dans ceux qui suivent immédiatement que l'on a occasion de porter un prognostic si décourageant.

(23.) La mort étant survenue ainsi pendant la période de crudité ou d'accroissement, les incisions cadavériques sont, en apparence, loin de satisfaire l'esprit par le rapport que l'on trouve entre les phénomènes morbides et les altérations matérielles. Celles-ci se bornent à une injection très-peu prononcée, et quelquefois nulle, du péritoine, des plèvres et du péricarde. Leurs cavités contiennent une sérosité demi-transparente, rougeâtre et fort peu abondante; dans des cas très-rares, une matière purulente. Il y a un peu de sérosité fine, et quelquefois rougeâtre aussi, soit dans les ventricules, soit sous l'arachnoïde. Du reste, l'utérus paraît sain, ainsi que ses dépendances; tous les organes abdominaux de même, sauf la membrane muqueuse gastrique, qui est parfois injectée dans quelques points tout en conservant sa consistance naturelle.

Le sang retiré de la veine pendant la vie est couvert d'une couenne jaune et sèche ou d'une couche albumineuse molle et verdâtre. Enfin une dernière remarque, qui n'est pas la moins digne d'attention, c'est que les personnes qui ont fait l'ouverture de ces cadavres ont presque toujours, au bout de quelques heures, les deux mains couvertes d'une éruption rare de petites pustules coniques, rouges, dures et très-sensibles.

II.ᵉ PÉRIODE. *Ses terminaisons.*

(24.) Si l'affection, quoique très-grave, a un effet encore douteux, ou si elle a été atténuée par l'emploi des moyens curatifs, elle suit la marche commune d'accroissement et de déclin des maladies inflammatoires. Les symptômes vont toujours croissant d'intensité jusqu'à ce que le genre de terminaison se fasse déjà pressentir par la forme nouvelle qu'ils prennent aux yeux du médecin. Cette forme est aussi variable dans les circonstances heureuses que dans celles qui doivent être funestes.

(25.) La maladie doit-elle céder promptement, la douleur disparaît, ou n'est plus sensible que lorsqu'on palpe l'abdomen; l'oppression disparaît également; il y a des sueurs abondantes, des urines sédimenteuses, et quelquefois fétides, ou un épistaxis; le sang retiré de la veine cesse d'être couenneux; la physionomie reprend son expression naturelle, seulement il y a de la pâleur; et jusqu'à la convalescence, qui survient du cinquième au dixième jour environ, il se déclare encore vers le déclin du jour un mouvement fébrile, caractérisé par la chaleur de la peau, la rougeur de la face et l'accélération du pouls; le sommeil revient; ce mouvement s'éteint progressivement; les seins restent plus ou moins flétris, suivant que la mère nourrit ou non son enfant; la quantité et la qualité des lochies sont relatives à la date de l'accouchement.

(26.) La guérison se fait-elle attendre davantage, alors la maladie, arrivée à son summum d'intensité, reste à peu près stationnaire pendant quelques jours. La fièvre est continue, les exacerbations sont violentes, la douleur persiste à un certain degré, le ventre reste tendu, ballonné; mais soit que l'on persévère dans l'emploi des moyens curatifs, soit que la nature y suffise par ses propres efforts, après quelques jours la période de déclin s'annonce, et la convalescence lui succède.

(27.) Dans ces deux circonstances, les altérations matérielles correspondent à cette terminaison de l'inflammation nommée *résolution*. En tenant compte des altérations citées ci-dessus (23.) et plus bas (29—32.), comme des autopsies que l'on a occasion de faire à des degrés divers de la maladie, on voit que par *résolution* il faut entendre d'une part le retour des fluides généraux à leur condition primitive, de l'autre, l'absorption complète ou incomplète des sécrétions récrémentitielles viciées, dont la partie la plus épaisse se transforme en fausses membranes. Plus tard ces couches s'amincissent, et deviennent la source d'adhérences intimes, ou elles s'organisent à la manière du tissu cartilagineux, et doublent ainsi la membrane séreuse, qui se confond avec elles. Ces absorptions partielles et cette espèce de purgation des fluides généraux sont d'ailleurs en rapport avec les mouvemens critiques que j'ai décrits (25.), et qui s'opèrent à l'aide des sécrétions excrémentitielles ou d'hémorrhagies.

(28.) Lorsque les symptômes de la seconde période prennent un caractère plus fâcheux que ceux de la précédente, on observe que le pouls s'affaiblit ; quand la pulsation est pleine pendant l'exacerbation fébrile, elle a peu de résistance; si l'on tire encore un peu de sang, il contient beaucoup de sérosité et une couche albumineuse verdâtre; sueurs partielles, quelquefois diarrhée ; l'expression de la douleur se peint davantage sur la figure ; celle-ci prend une teinte jaune ou verdâtre, qui se mélange avec la rougeur d'injection des vaisseaux capillaires ; le ventre reste douloureux, dur et ballonné. La respiration est difficile, la douleur sous le sternum ou en quelque autre point du thorax est persistante.

Le prognostic est alors des plus fâcheux ; et si, après deux ou trois jours, la maladie ne change point de face, il ne reste plus qu'une chance très-faible pour la guérison.

La malade tombe dans cet état désespéré, qui est presque toujours le même quel qu'ait été le genre d'une maladie inflammatoire. Souvent absence des facultés intellectuelles, adynamie générale, bouche pâteuse, amère ; langue sèche, couverte d'un enduit grisâtre, ou comme gercée, ou fuligineuse, rouge à la pointe; dents brunâtres, soif inextinguible, en même temps que dégoût pour toute espèce de boissons ; quelquefois vomissemens verdâtres, quelquefois diarrhée ; chaleur sèche de la peau, émaciation proportionnée à l'embonpoint du sujet; tantôt de l'insensibilité, tantôt des plaintes et des gémissemens, qui ne finissent que par l'envahissement progressif de la mort.

(29.) A l'autopsie, on ne trouve dans aucun tissu les traces d'une inflammation désorganisatrice. En examinant soigneusement toutes les parties du corps, on trouve, en apparence, les divers parenchymes sains; seulement ils n'ont pas toujours la même consistance et la même coloration qu'après une mort prompte et de tout autre nature : cette nuance n'est pas toujours sensible; mais, comme les fonctions, tous les organes ont également souffert. L'on observe souvent des différences palpables pour les systèmes dermoïde, muqueux, cellulaire et séreux; la peau est terne, plombée ou terreuse; les membranes muqueuses présentent des signes d'irritation et des sécrétions épaisses, jaunâtres ou plus viciées encore, dans les fosses nasales, dans la bouche, dans la gorge, dans les bronches et sur les conjonctives; le système cellulaire thoracique et abdominal est souvent infiltré d'une sérosité jaunâtre ou rosée, plus ou moins injecté, et quelquefois emphysémateux; pour le système séreux, le péritoine, les plèvres, le péricarde et l'arachnoïde présentent assez souvent soit une injection, soit une opacité qui sont dignes d'attention. Dans le péritoine et les plèvres, ces nuances sont ou causées exclusivement ou augmentées de beaucoup par le contact des exsudations albumineuses.

(30.) Si tel est l'état des tissus, les liquides ont éprouvé dans leur composition des changemens plus importans. De même que, dans les creusets du chimiste ou dans toute espèce d'action moléculaire, les corps inorganiques à l'état de fluidité sont passibles d'une décomposition plus rapide, de même dans les corps animés une action morbide est plus promptement en rapport avec les fluides organisés qu'avec les tissus eux-mêmes.

Pendant la vie, d'abord le sang est modifié, comme je l'ai indiqué pour la première période (23.). Dans celle du déclin, par l'effet de la maladie et des saignées antérieures, il est appauvri; sa quantité ne se répare qu'à l'aide de fluides séreux; sa couleur, au lieu d'être d'un rouge foncé ou noirâtre, n'est plus que vineuse; le caillot de la saignée est proportionnellement très-petit; les couennes dites *inflammatoires* persistent, et sont toujours d'une consistance et d'une couleur variables : les excrétions sont pour la plupart morbides, comme je l'ai indiqué pour les sueurs, les urines, la matière des vomissemens et des diarrhées, et les exsudations des membranes muqueuses.

Après la mort, on trouve les sécrétions récrémentitielles viciées; la cavité abdominale contient une matière purulente quelquefois huileuse, ou bien une sérosité trouble, lactescente, quelquefois jaunâtre, et mêlée soit de flocons albumineux, soit de fausses membranes. Ces fluides sont toujours plus rapprochés de la nature du pus dans l'excavation pelvienne. Les cavités pleurétiques contiennent aussi du pus ou un fluide séro-purulent. Cette exhalation est tantôt semblable à celle du péritoine, tantôt un peu moins altérée. Dans le péricarde, le degré est moindre encore; mais presque constamment il contient quelques onces d'une sérosité jaune, transparente, mêlée de petits flocons. Sous le feuillet cérébral de l'arachnoïde, il y a une exsudation albumineuse assez marquée, et l'on trouve dans les ventricules un peu plus de sérosité que dans l'état naturel.

(31.) A ces lésions générales se joignent les lésions du système des organes de la génération. L'épaisseur du tissu de la matrice est saine et blanche, rarement colorée par l'injection capillaire ; sa tunique péritonéale est quelquefois opaque ou un peu injectée. La surface interne, dans la portion où adhérait le placenta, est verdâtre, hérissée, imbibée de fluides purulens, si l'accouchement est encore récent ; le reste est mollasse, rougeâtre et blanchâtre en la lavant : si l'accouchement a dix ou douze jours de date, cette face est détergée, lisse, raffermie et presque blanche. Souvent, dans l'épaisseur des bords latéraux, quelques vaisseaux utérins contiennent du pus ; on peut en suivre la continuité, d'une part vers les sinus utérins, de l'autre jusque dans l'épaisseur des ligamens larges : mais ce liquide n'est point charrié jusque dans le torrent de la circulation. Il est rare de trouver de véritables collections ou foyers dans l'épaisseur de la matrice. Quelquefois, sans traces d'inflammation, tous les vaisseaux utérins contiennent une concrétion fibrineuse arborisée et sèche. L'intérieur de la trompe contient souvent du pus, que l'on peut faire tomber dans la cavité de l'abdomen en la comprimant entre deux doigts; en incisant ce conduit, on trouve sa tunique interne tuméfiée, molle et blanchâtre, la frange elle-même est tuméfiée, bleuâtre, très-injectée, quelquefois infiltrée; l'ovaire est également grossi, injecté, et même en suppuration : leur enveloppe séreuse, comme celle des côtés de la matrice, dans les environs des insertions vasculaires, est le siége d'une exsudation couenneuse beaucoup plus dense que partout ailleurs; en l'enlevant avec le dos du scalpel, on trouve de la rougeur et de l'injection. La membrane muqueuse du vagin est rouge, verdâtre, imbibée des fluides qui viennent de l'utérus, assez souvent ulcérée, ainsi que la membrane des parties externes. Engorgement inflammatoire, et quelquefois suppuration des ganglions lymphatiques de l'excavation pelvienne. Rien du côté des seins, qui contiennent toujours une certaine quantité de lait d'apparence variable.

(32.) Lorsque, dans la période du déclin, après quelques jours d'un prognostic mortel, la nature est assez puissante pour vaincre ce premier danger, les altérations matérielles ont produit des désordres si grands, qu'ils suffisent pour entretenir une fièvre symptomatique, à laquelle succèdent le plus souvent une fièvre hectique et une véritable consomption. Dans ces cas il y a peu d'exemples de guérison. Les symptômes les plus remarquables dérivent de l'état du ventre : il est ballonné, tendu, peu ou point douloureux ; la fluctuation y est manifeste; si l'on pratique une ou plusieurs ponctions, on obtient une sérosité trouble et mêlée de flocons épais ; la matière est quelquefois séparée en plusieurs loges par des cloisons accidentelles qui en empêchent l'évacuation. Il est fort rare que les efforts naturels tendent à l'expulsion de ces fluides par une issue spontanée ; je n'en ai vu aucun exemple. Dans le cas de guérison, les organes abdominaux se trouvent agglomérés en masse par des adhérences générales et très-intimes ; il y a épaississement et endurcissement dans quelques cas particuliers. Si la mort survient, et c'est le cas le plus fréquent, après ce délai d'un et quelquefois de deux mois, qui ne devient qu'une longue agonie, on trouve les fausses membranes épaisses, jaunâtres, un peu adhérentes. Dans les endroits les plus déclives, et dans les interstices angulaires formés par la contiguité d'organes à surfaces arrondies, ces dépôts sont plus épais, et souvent on trouve que la membrane séreuse a pris l'aspect d'une surface en suppuration. Même état de la partie la plus déclive des plèvres, à moins que, l'exhalation ayant été moins morbide et semblable à celle du péricarde, on ne retrouve, comme dans cette dernière membrane, une petite quantité de sérosité avec de petits flocons amincis assez denses, qui paraissent susceptibles de disparaître presque complètement par l'absorption, ou de former de petits appendices intérieurs des membranes séreuses, qui finissent par s'organiser en s'y accolant. On ne retrouve aucune trace du côté des organes encéphaliques.

(33.) Telle est la description complète des divers degrés de la maladie inflammatoire qui complique le plus ordinairement l'état des couches. Les seules nuances qu'on observe tiennent à la présence de phlegmasies spéciales et peu intenses de quelque partie du tube digestif; ces complications tiennent souvent à une constitution atmosphérique particulière. Cette maladie est si fréquente, qu'à elle seule elle forme environ les quatre cinquièmes du nombre des observations que j'ai indiquées ci-dessus (13.), en fait de maladies inflammatoires : aussi est-ce, pour ainsi dire, la seule dont les auteurs ont fait mention ; ils ont à peine parlé de quelques autres qui sont trop peu fréquentes pour être étudiées d'une manière aussi détaillée comme suites de couches. La même proportion dans les ouvertures cadavériques correspond aux résumés des altérations matérielles que j'ai présentés dans cette description.

Maladies des systèmes généraux.

(34.) Sous l'influence de prédispositions individuelles, les couches offrent quelques autres espèces d'affections inflammatoires. Sans la présence des lésions propres aux organes de la génération, toutes les membranes séreuses peuvent présenter les désordres consécutifs d'une inflammation générale dont les phénomènes morbides et les altérations matérielles sont tels qu'ils ont été décrits dans l'histoire générale (19—32.).

J'ai vu plusieurs fois se développer, à la suite de l'accouchement, soit isolément, soit conjointement avec les phlegmasies de quelque partie ou dépendance des organes de la génération, des accidens inflammatoires très-graves dans plusieurs articulations à la fois. La maladie suivait la marche ordinaire de ce genre d'affections : symptômes fébriles très-intenses, symptômes locaux vers les articulations malades ; et à l'autopsie on trouvait un dépôt purulent dans l'intérieur des membranes synoviales correspondantes. Il est arrivé que ce genre de terminaison n'avait été nullement indiqué par des symptômes particuliers ; et dans tous les cas on trouve malades certaines articulations qui n'ont pas été le siége de la moindre douleur. L'aspect des membranes a varié depuis une apparence tout-à-fait saine, quand elles étaient détergées, jusqu'à un état de rougeur et de boursoufflement, qui a été assez rare.

J'ai vu la même marche et les mêmes résultats à l'autopsie produits par la suppuration des muscles de diverses parties des membres et de la région lombo-iliaque. Le tissu musculaire lui-même était en suppuration, et dans plusieurs points les os tout-à-fait dénudés. Le siége de ces désordres affectait également la partie moyenne ou les environs des articulations, soit aux bras, aux avant-bras, aux cuisses ou aux jambes.

Quelquefois j'ai observé une éruption miliaire conjointement avec des aphthes et avec une irritation d'un mode particulier de la membrane muqueuse des voies pulmonaires et digestives ; mais je ne l'ai point vue régner épidémiquement, et produire les ravages qu'elle a exercés dans certaines circonstances.

D'autres éruptions cutanées de diverses formes accompagnent quelquefois un état d'inflammation générale des membranes muqueuses d'une marche aiguë et plus franche que dans le cas précédent, où il présente tous les caractères de la fièvre dite *muqueuse*.

L'ouverture des corps m'a fait rencontrer chez trois sujets différens l'inflammation des veines : chez l'un tout le système veineux hypogastrique, chez un autre toutes les veines du bassin et des membres inférieurs, chez le troisième toute la moitié inférieure du corps, y compris la veine-cave ascendante jusqu'à la jonction des rénales étaient le siége de la maladie. Ces vaisseaux contenaient dans leur centre une matière molle, pultacée, d'un jaune verdâtre ou noirâtre; leurs parois étaient épaissies, comme doublées en quelques points par des espèces de membranes secondaires, accidentelles, jaunâtres, présentant presqu'un commencement d'organisation qui attestait la marche lente et progressive de la maladie ; les gros troncs et les principales branches présentaient seuls cette altération. Les ramifications en étaient exemptes, et encore les dernières branches ne contenaient-elles que des concrétions fibrineuses, rougeâtres. Chaque fois le cœur et les gros vaisseaux étaient sains.

Enfin chez plusieurs femmes qui paraissaient avoir été soumises long-temps à l'influence de causes très-débilitantes, et chez d'autres qui n'avaient point eu assez de force pour supporter un traitement antiphlogistique trop actif ou trop long-temps continué, il s'est développé primitivement chez les unes et secondairement chez les autres une sorte de diathèse inflammatoire gangréneuse, aiguë dans le premier cas, et chronique dans le second. Les parties externes de la génération, les seins, les parois thoraciques, la face, tous les membres, et particulièrement un bras, à l'occasion d'une piqûre de saignée, ont été le siége varié que cette maladie a occupé simultanément dans plusieurs points. Des régions entières sphacélées présentaient à l'autopsie, lorsqu'elles étaient divisées par l'instrument, des nuances grisâtres et verdâtres, marbrées, suivant la nature des tissus et le degré de désorganisation.

Phlegmasies spéciales.

(35.) Les prédispositions locales sont l'occasion d'inflammations spéciales de diverses espèces. D'une part j'ai déjà mentionné dans les articles (15, 16, 17 et 31.) les accidens locaux qui proviennent de l'accouchement lui-même. Je vais maintenant passer rapidement en revue ceux qui viennent de prédispositions locales étrangères à l'accouchement.

Quelquefois il s'est développé une arachnitis simple ou consécutive à un érysipèle de la face.

Le premier degré d'altération de l'inflammation du cerveau consistant dans le ramollissement et l'infiltration sanguine de quelque partie de sa substance a été observé trois fois, dont une avec des symptômes assez tranchés pour en établir le diagnostic d'une manière positive.

Dans d'autres cas il y a eu suppuration ou collection sanieuse et circonscrite dans la substance cérébrale.

Il y a eu plusieurs exemples d'angine couenneuse du pharynx.

Plusieurs malades ont succombé avec une angine trachéale et bronchique.

La péripneumonie a été rare, surtout à un degré mortel.

Quelquefois une phthisie lente a reçu un accroissement rapide et mortel de la secousse que l'accouchement imprime à toute l'économie.

Le tube digestif a été quelquefois le siége des inflammations les plus violentes. Dans un cas, l'œsophage s'était ramolli, et par suite perforé dans une longueur de trente lignes sur les trois quarts de sa circonférence; la plèvre gauche participait à cette lésion, et sa cavité contenait un fluide noirâtre regorgé de l'estomac : cette pièce a été mise l'an dernier sous les yeux de l'académie royale de médecine.

J'ai rencontré deux fois la perforation de l'estomac. Une gastrite simple a été quelquefois mortelle; la membrane muqueuse était alors dans le voisinage des perforations ou sans perforation, ramollie, marquée de taches d'une couleur pourpre pâle ou brunâtre, avec injection de quelques rameaux, dans lesquels le sang avait acquis une couleur noire. Les bords de l'érosion, la couleur des liquides gastriques étaient semblables à ceux des cas cités et déjà décrits par M. le professeur *Chaussier* dans les mêmes circonstances.

Le tube intestinal, et particulièrement le gros intestin, ont été quelquefois le siége d'une inflammation vive avec boursoufflement et rougeur de la membrane muqueuse, qui sécrétait une matière presque purulente. Dans plusieurs cas il y avait ulcération dans plusieurs points, et surtout vers le cœcum. La sécrétion de la membrane muqueuse s'est trouvée quelquefois une matière purulente et sanguinolente ; alors cette tunique était d'un rouge foncé et brunâtre.

Une fois l'intestin grêle a présenté une escharre de quinze lignes de long sur dix de large, parfaitement circonscrite, d'un jaune foncé, dense, sèche, tenace, désorganisée dans toute son épaisseur, et sans commencement de travail inflammatoire à sa circonférence.

Les reins ont été quelquefois le siége d'une irritation spéciale; et les voies urinaires, au lieu d'urine, contenaient une sécrétion peu abondante, muqueuse, opaque et blanchâtre.

L'inflammation des glandes et des vaisseaux lymphatiques de l'un des membres abdominaux, ou de tous les deux à la fois, est souvent la cause directe de l'œdème partiel qui porte le nom d'*œdème des femmes en couches*, fort différent de l'hydropisie essentielle, qui est sans caractère inflammatoire.

Des fièvres primitives.

(36.) On observe quelquefois sans aucun signe de phlegmasie locale les symptômes d'une *fièvre inflammatoire* simple et continue; ils persistent pendant quelques jours, et leur déclin s'annonce par de simples mouvemens critiques. Quant aux fièvres *muqueuse*, *bilieuse*, *ataxique* et *adynamique*, sans rien préjuger sur la nature de ces affections, je dirai seulement que j'ai eu souvent l'occasion de reconnaître leurs symptômes, mais qu'il n'y a point lieu à en faire de mention particulière, puisqu'ils se trouvent rattachés aux descriptions que j'ai données ci-dessus, ou que j'ai seulement indiquées. Ainsi les symptômes de la fièvre muqueuse seraient compris dans une histoire détaillée de la miliaire bénigne. Les caractères de la fièvre bilieuse se rencontrent dans certaines complications d'irritation gastriques, et ceux des fièvres ataxique et adynamique sont confondus dans les descriptions des maladies inflammatoires les plus graves, dont il a été fat mention ci-dessus.

TROISIÈME PARTIE.

Discussion sur l'étiologie, la nature et la classification des maladies inflammatoires des femmes en couches.

CHAPITRE I.

ÉTIOLOGIE.

Considérations générales.

(37.) L'OBSCURITÉ qui enveloppe le mécanisme de l'organisation est si profonde, que, lorsqu'il survient quelque dérangement, nous ne pouvons en reconnaître l'existence qu'à des phénomènes extérieurs, qui en sont des effets déjà éloignés. Nous savons que les conditions de la santé sont violées; mais nous ne connaissons ni les conditions de la santé, ni les modifications de la maladie; il faut donc le plus souvent se borner à l'étude absolue et comparée des causes de ce dérangement, et de l'ensemble de quelques-uns de ses phénomènes les plus apparens. Celui qui est convaincu de cette vérité ne s'égare point dans le vague de discussions qui ne peuvent être éclairées par le flambeau de l'observation, et reste dans le doute plutôt que de se ranger vers une hypothèse dont le seul mérite consiste à en avoir remplacé d'autres encore moins vraisemblables.

(38.) C'est surtout au sujet que je vais traiter que ces réflexions sont applicables. L'observation nous apprend que tels résultats morbides compliquent l'état des couches sous l'influence de telles causes particulières; elle démontre d'une manière irrécusable la conséquence de ces phénomènes; mais ce qu'elle ne peut nous dévoiler, c'est leur liaison intime. Il y a une série de phénomènes intermédiaires tout-à-fait secrets, dont la recherche ne permet d'atteindre qu'un certain degré d'approximation, au moyen de l'analogie qui se remarque entre des causes et des effets à peu près semblables. Vouloir attribuer l'ensemble des troubles de l'économie, dans les maladies inflammatoires des couches, à l'absorption du lait, aux lochies rentrées, à une métrite, à une péritonite, c'est aller au-delà des données positives de l'observation, et créer de ces hypothèses sur lesquelles se base une pratique que l'expérience ne dément qu'après bien des fausses marches et bien des tentatives frustrées.

(39.) Puisque les réflexions précédentes attestent combien l'étude absolue de l'étiologie des maladies est stérile dans ses résultats, il faut procéder par la voie de l'analogie. Par cette méthode on reconnaît que l'accouchement a sur l'économie une influence analogue à celle d'une grande blessure ou d'une grande opération de la chirurgie. La nutrition de l'enfant, comme celle du membre amputé, n'est plus à la charge de l'individu; la séparation se fait par une crise violente, douloureuse et instantanée; au premier moment la cavité utérine laisse écouler beaucoup de sang, et elle présente ultérieurement tous les phénomènes de cicatrisation d'une plaie fort étendue. Telles sont les causes premières dans leur état de simplicité: voici quels sont les effets.

(40.) Si la disposition du sujet est la meilleure possible, dans un cas la fièvre traumatique puerpérale qui survient au troisième jour cesse bientôt après la sécrétion du lait et quelques mouvemens critiques; dans l'autre cette fièvre, survenue à la même époque, se continue plus long-temps, parce que la cicatrisation d'une plaie accidentelle n'a point une marche aussi simple et aussi rapide que celle de l'utérus, et que ses mouvemens critiques n'ont point été accompagnés d'une dérivation en rapport avec les changemens produits sur l'économie par l'opération, comme la lactation elle-même l'est avec les changemens produits par l'expulsion du produit de la conception. Il est cependant des cas où une grande opération peut être suivie de phénomènes au moins aussi simples que ceux qui succèdent à l'accouchement; ainsi je pratiquai, sous la direction de M. *Baffos*, l'amputation du bras pour une tumeur blanche du coude sur un enfant de huit ans. La moitié du bras et la moitié de l'avant-bras étaient envahies par la tumeur; la fièvre était continue, avec redoublement le soir. A la suite de cette opération j'obtins une réunion immédiate, au trajet près des ligatures, qui fut cicatrisé le huitième jour, celles-ci étant tombées le cinquième. Le succès surpassa mon attente, car non-seulement la fièvre symptomatique manqua dès le jour même de l'opération, mais il ne survint point un seul accès de fièvre traumatique; le pouls avait de la résistance et très-peu de fréquence; j'insistai sur la diète, et il n'y eut un mouvement fébrile que le cinquième jour, où l'on accorda, malgré ma défense expresse, quelques alimens. L'expérience ne fut point perdue; on suivit le régime prescrit, et la santé avait été rendue, pour ainsi dire, dès le jour même de l'opération à ce malheureux enfant, dont le dépérissement rapide et les souffrances continues annonçaient la fin cruelle et très-prochaine. Des rapprochemens de ce genre ne peuvent qu'être très-féconds en résultats, sous le rapport des réflexions physiologiques. De quelle énergie est douée l'économie pour qu'en enlevant le foyer d'une affection si grave par une opération violente, il n'en résulte d'autre effet qu'une disposition inflammatoire, de la pléthore et un simple éréthisme! N'est-ce pas dans l'accouchement, dans ce phénomène naturel, que la chirurgie trouve, pour ainsi dire, le modèle de ses grands moyens thérapeutiques?

(41.) Que l'influence de causes morbides vienne troubler cette marche si heureuse, et dans un cas, comme dans l'autre, on verra survenir des affections dont celles qui suivent les grandes opérations sont, pour ainsi dire, le pendant de celles que j'ai exposées comme suites de couches.

Les accidens propres des opérations auront une influence analogue à ceux de l'accouchement lui-même. (15, 16, 17 et 31.)

Les causes générales produiront des désordres généraux et des désordres particuliers, comme elles en produisent à la suite de l'accouchement. (29, 30, 31 et 34.)

Enfin les prédispositions locales, plus rares, agiront comme dans les exemples du paragraphe (35.).

Considérations particulières,

1.° Sur les effets immédiats de l'accouchement. (7, 8, 12.)

(42.) Les effets immédiats de l'accouchement ne produisent dans l'ordre naturel que des troubles passagers dans l'état des organes de la génération. Ces troubles ne deviennent morbides que par suite d'accidens de l'accouchement, ou dans les cas d'affection générale de l'économie, parce que ces organes sont plus susceptibles d'inflammation à cause de la part active qu'ils ont dans l'exercice de cette fonction. Les trompes, les franges et les ovaires sont plus souvent altérés que le tissu même de la matrice et les cordons suspubiens; car si la matricé semble prédisposée après l'accouchement à de fréquentes inflammations, elle acquiert, par la réduction de son tissu à l'état de vacuité, une texture presque analogue à celle du tissu fibreux; elle se dépouille de sa contractilité si douloureuse, et ses vaisseaux se ferment à la circulation, de sorte que son parenchyme ne s'enflamme que très-rarement. Son intérieur se déterge avec une promptitude remarquable; cependant, soit que des débris de l'arrière-faix, soit que des caillots y entretiennent une forte irritation, soit que son état, qui n'est autre chose après l'accouchement que celui d'une plaie vive, le fassent participer à l'inflammation générale, il présente souvent l'aspect morbide que j'ai indiqué au paragraphe (31.).

(43.) L'enveloppe péritonéale ne me paraît être, ainsi que toutes les membranes séreuses et les membranes synoviales, qu'une simple tunique à fonction de contiguité, nulle sous le rapport de la sensibilité, remarquable seulement sous le rapport des fonctions perspiratoires; elle est destinée à supporter toute espèce de frottement de ses diverses parties, et toute distension lente et graduée : or, ce sont les seuls phénomènes dont elle soit passible pendant la gestation; et comme, par l'accouchement, elle ne fait que revenir sur elle-même, elle n'a aucune des conditions qui puissent lui faire soupçonner une susceptibilité inflammatoire particulière.

(44.) Le vagin ne présente de lésions remarquables qu'à la suite d'accidens particuliers, tels qu'une déchirure, qui peut être la source d'une infiltration purulente dans le tissu cellulaire de l'excavation pelvienne.

Les glandes mammaires, qui sont elles-mêmes chargées d'une fonction de dérivation par rapport à l'économie, ne présentent d'autre disposition inflammatoire que celle qui est propre à leur organisation; aussi leur lésion est-elle toujours spéciale, et jamais consécutive à l'accouchement lui-même.

2.° Sur les causes prédisposantes. (10.)

(45.) Leur influence est tellement générale et tellement applicable à toute espèce de position, que je croirais sortir de mon sujet en m'arrêtant sur une question qui doit surtout être approfondie dans les traités généraux.

3.° Sur les causes déterminantes. (11.)

(46.) Parmi ces causes, le plus grand nombre tient à la violation intempestive des règles de l'hygiène, et n'offrirait qu'un objet d'étude stérile, parce que leur action n'est que passagère et qu'elles-mêmes sont très-vagues et très-variées.

Les constitutions régnantes sont un des mystères pathologiques, qui ne peut même se rejeter à juste titre sur l'influence des lieux et des saisons. Quoique aussi secrètes, les émanations miasmatiques d'un grand nombre de malades sont plus constantes dans la production de leurs funestes effets.

Parmi les accidens de l'accouchement, les grandes lésions traumatiques, les hémorrhagies et les névroses ont une manière d'agir généralement bien observée, mais dont l'examen physiologique n'a rien d'assez spécial relativement à ce travail pour que je le fasse entrer dans un cadre aussi rétréci que celui que j'ai dû me former.

4.° Sur les affections morales.

(47.) Également prédisposantes et déterminantes, ces causes ont une influence encore moins susceptible d'être aperçue que les précédentes ; mais elles jouent un rôle si important dans les suites funestes de couches, que je crois devoir les signaler particulièrement. Le soldat victorieux résiste aux blessures les plus dangereuses et aux opérations les plus formidables ; vaincu, sa perte serait presque assurée. L'enfant, exempt d'inquiétudes et de réflexions tristes, ne voit point le danger, et n'a réellement que la chance heureuse des opérations, qui entraînent si souvent la perte de l'adulte. La femme qui reçoit dans le sein de sa famille les soins et les consolations que sa position exige, qui trouve dans son propre défenseur un tuteur pour ses enfans, attend avec impatience l'instant qui ajoutera à son bonheur les jouissances maternelles. Mais sans parler des malheurs imprévus attachés à notre faible condition, combien la société nous offre-t-elle de tableaux opposés à celui que je viens de tracer! Ils ne sont point encore assez connus, puisque celles qui en sont victimes n'ont d'autre ressource que de les dérober soigneusement à tous les yeux.

J'ai observé souvent qu'après plusieurs jours d'une couche fort heureuse, une impression morale vive, une visite inattendue, une parole indiscrète, des reproches bien déplacés, s'ils n'étaient injustes, ont donné naissance à un trouble général des fonctions, et particulièrement à des lésions gastriques et à des affections cérébrales trop souvent mortelles. Mais lorsque des chagrins fondés sur les embarras trop réels d'une position sociale des plus critiques ont réagi constamment sur le moral d'un être si faible et si délicat pendant tout le cours de la grossesse, l'accouchement devient le signal d'une explosion d'autant plus violente que ces peines ont été long-temps dévorées dans le silence. J'ai constaté très-souvent ces déplorables effets chez celles dont les plus secrètes pensées et le profond désespoir étaient trahis par un délire qui transportait involontairement sur leurs lèvres les terreurs et les fantômes dont leur imagination était assiégée. Il semble les voir dans l'ardeur de la fièvre déchirer leurs entrailles de leurs propres mains ; du moins alors on pourrait les retenir, on pourrait enchaîner leurs mouvemens ; mais comment enchaîner l'imagination dans ses égaremens !

CHAPITRE II.

DE LA NATURE DES MALADIES INFLAMMATOIRES DES FEMMES EN COUCHES.

(48.) Déterminer exactement pour toute maladie inflammatoire le caractère distinctif des phlegmasies essentielles et des fièvres essentielles est une tâche que je suis loin de vouloir entreprendre. Sans chercher la solution complète de ce problème, sur lequel est basée toute la doctrine des fièvres, et qui se rattache aux plus hautes questions de pathologie, je me contenterai de reconnaître un principe plus général que je crois incontestable, et qui servira de base à toute cette discussion. Ce principe est que toute maladie inflammatoire ne peut être considérée que comme locale, comme générale ou comme composée de ces deux modes; il découle des trois propositions suivantes, dont l'évidence approche de celle des axiomes,

1.° Une maladie inflammatoire dans laquelle les symptômes généraux ne présentent absolument que les phénomènes liés nécessairement à une phlegmasie locale, avec laquelle ils sont en rapport par leur marche et leur intensité, ne peut être regardée que comme une simple *phlegmasie locale.*

2.° Une maladie inflammatoire dans laquelle le cortége des symptômes fébriles n'engendre que des mouvemens critiques généraux, ou bien marche concurremment avec une lésion commune à toutes les parties de l'un des systèmes généraux, tel que le système séreux, le système synovial, le système musculaire, le système dermoïde, etc., est une maladie inflammatoire générale. Je ne veux pas même lui assigner la dénomination générique de *fièvre inflammatoire*, dont l'espèce serait désignée par l'épithète propre à indiquer le système principalement affecté, parce que ce serait impliquer discussion de termes là où il s'agit surtout de la discussion des faits; je conserverai donc l'expression de *maladie inflammatoire générale*.

3.° Lorsqu'à l'existence d'une maladie inflammatoire générale se trouve liée une phlegmasie particulière d'un organe qui n'a aucun rapport de structure avec le système affecté, il y a *complication* d'une *phlegmasie locale* et d'une *maladie inflammatoire générale*.

Le principe qui n'est que la conséquence de ces propositions étant admis, je reviens à l'examen des maladies dont le tableau forme la seconde partie de ce travail, et je vais essayer de reconnaître lequel de ces trois modes est applicable à chacune d'entre elles. Au lieu de suivre l'ordre descriptif naturel, ici je traiterai successivement des phlegmasies locales, des maladies inflammatoires générales et de leurs complications.

TYPE I.

Phlegmasies primitives et locales des suites de couches.

(49.) Il est facile de reconnaître dans tous les exemples cités au paragraphe (35.) que, sous l'influence de causes spéciales étrangères à l'état des couches, il s'est développé diverses phlegmasies spéciales et primitives de chacun des principaux viscères de l'économie. Il n'est pas moins évident que, sous l'influence directe des accidens de l'accouchement, il s'est développé de simples lésions traumatiques, spéciales et primitives, qui sont mentionnées dans les articles (15, 16 et 17.). J'ai indiqué également que l'on rencontrait quelquefois, sans la présence d'affections générales, les phlegmasies isolées de quelqu'une des dépendances utérines, citées au n.° (31.), lésions qui sont la source de la plupart de leurs maladies chroniques, et particulièrement de celles de l'ovaire.

(50.) La péritonite proprement dite n'a point son rang parmi ces affections locales, par suite des considérations étiologiques de l'article (43.), et parce que je ne l'ai jamais observée isolément; les seuls cas où elle soit locale sont ceux qui correspondent à l'affection simultanée de la tunique séreuse de la matrice et des dépendances utérines exposée au paragraphe (31.), lorsqu'elle existe isolément d'une maladie inflammatoire générale, comme l'autopsie me l'a souvent démontré dans des cas où les sujets avaient succombé à une phlegmasie de tout autre genre, ou à un accident quelconque des couches. Cette lésion péritonéale ne consiste alors que dans une exsudation partielle appliquée contre l'ovaire, et quelquefois derrière la jonction du col de l'utérus avec le vagin, où l'abondance des réseaux vasculaires constitue une sorte de tissu caverneux. J'ai même observé plus d'une fois dans cette région une exhalation péritonéale sanguine, sans véritable caractère morbide, que l'on voyait suinter d'un grand nombre de pores très-apparens.

(51.) La pleurésie proprement dite ne s'y trouve point comprise, et l'on se rend parfaitement compte de la presque impossibilité de son développement, vu que toute inflammation interne susceptible d'affecter une membrane séreuse ne porterait point son action sur la plèvre isolément lorsque la circonstance de l'accouchement l'appellerait plutôt du côté de l'abdomen. D'ailleurs, comme je viens de le dire, cette espèce de fluxion abdominale elle-même ne s'observe jamais isolément, et ensuite une exception dans l'un ou l'autre cas ne pourrait suffire pour impliquer contradiction d'une assertion fondée sur la généralité des faits et sur le raisonnement.

Si l'arachnitis se trouve du nombre de ces phlegmasies spéciales (35.), c'est parce que sa structure anatomique et ses rapports physiologiques avec l'encéphale l'éloignent beaucoup de la condition des autres membranes séreuses, c'est d'ailleurs le simple résultat de l'observation.

TYPE II.

Maladies inflammatoires générales des suites de couches.

(52.) J'ai désigné dans le commencement du paragraphe (36.) une affection fébrile dépourvue des symptômes d'aucune phlegmasie locale, et ayant exclusivement un caractère inflammatoire ; elle n'est point symptomatique de l'accouchement lui-même, qui ne donne lieu qu'aux phénomènes fébriles passagers décrits au n.° (8.) ; par conséquent, dans ce cas, la fièvre de lait est remplacée par une simple fièvre inflammatoire, de même qu'une fièvre traumatique, au lieu de se borner à ses symptômes propres, prend quelquefois un caractère plus grave par l'effet du tempérament ou de causes prédisposantes, sans cependant que l'on observe d'accident primitif ni de phlegmasie locale dans les suites d'une opération. La présence des symptômes bilieux, ataxiques et adynamiques mentionnés en divers points doit être regardée comme dépendante de fièvres essentielles ou de toute autre espèce d'affections inflammatoires ; mais je ne les isolerai pas des autres maladies, avec lesquelles il me semble qu'elles doivent se partager suivant les divers types, comme locales ou générales, c'est-à-dire que ces symptômes me paraissent loin d'annoncer exclusivement l'existence de maladies générales, et, à plus forte raison, de fièvres essentielles. Quant aux inflammations décrites dans tout le paragraphe (34.), je les considère comme des maladies inflammatoires générales, puisqu'elles sont propres à l'un des systèmes généraux de l'économie. Je n'entrerai dans aucun détail par rapport aux affections rhumatismales, arthritiques, veineuses, etc., etc., qui surviennent rarement à la suite de l'accouchement ; mais je m'appesantirai particulièrement sur l'inflammation commune des membranes séreuses, qui complique le plus souvent l'état des couches.

(53.) Dans le cas où il n'y a aucune lésion particulière de l'utérus, de ses dépendances ni d'aucun organe parenchymateux ; dans le cas où l'on n'observe que la suppression symptomatique du lait et des lochies, si la cavité péritonéale est le siége des désordres exposés ci-dessus (30.), s'il existe conjointement des affections semblables, quoique moins intenses, du côté des plèvres, du péricarde et de l'arachnoïde, je regarde la maladie comme générale, quel que soit le mode qu'elle ait suivi entre ceux que j'ai décrits successivement (19—30.), omettant seulement de cette description les lésions spéciales des organes de la génération et leurs symptômes propres, puisque je ne parle que des cas où ils n'existent pas.

Cette proposition résulte de deux sortes de preuves ; les premières sont directes, et sont fournies par l'existence de l'inflammation commune de tout le système séreux, par l'altération des fluides généraux et de la plupart des fonctions excrémentitielles, et par les modifications communes de presque tous les tissus ; les autres sont indirectes, et je les tire des considérations particulières sur l'étiologie de la péritonite (43.). Si cette inflammation existe toujours à un plus haut degré que celle des autres membranes séreuses, c'est parce que le voisinage de l'appareil de la génération augmente la fluxion inflammatoire, de même que dans la myotite générale, où les parois musculaires de la cavité abdominale sont presque toujours l'un des siéges principaux des désordres inflammatoires.

Ces preuves sont loin d'être combattues par les opinions des auteurs, car je dois faire remarquer que la plupart d'entre eux n'ont fait aucune mention de l'inflammation des autres membranes séreuses, et que ceux qui en ont cité quelques observations particulières ont été frappés seulement des résultats les plus apparens de l'autopsie, et n'ont vu qu'une coïncidence peu remarquable dans des lésions qui sont le cachet de la nature de la maladie. Quant à moi, je suis convaincu que non-seulement la maladie est générale, mais encore que les lésions du système séreux sont elles-mêmes dépendantes d'une modification morbide qui a primitivement son siége dans les fluides généraux. En effet, lorsque la maladie est très-violente et promptement mortelle, les fluides généraux subissent de prime-abord un haut degré d'altération, tandis que les lésions matérielles existent à peine du côté des membranes séreuses (23.); et si l'affection primitive ne produit point la mort, le déclin s'annonce par une modification favorable dans les fluides et dans les sécrétions (25.), tandis que, malgré cette terminaison, les lésions propres des membranes séreuses peuvent être assez profondes pour devenir, dans le cas de péritonite chronique, la source d'une nouvelle série de symptômes et la cause essentielle de la mort (32.). Ce point étant le plus essentiel de la discussion, puisque les nosologistes modernes, entre autres MM. *Pinel*, *Laennec*, *Mercier*, *Gasc*, *Murat*, *Gardien* et *Capuron*, reconnaissent dans la péritonite une phlegmasie locale qu'ils regardent comme le foyer des autres désordres inflammatoires, je joindrai à ces preuves quelques autres réflexions plus générales.

Considérations sur l'inflammation en général et sur celle des membranes séreuses en particulier.

(54.) Les considérations suivantes sont plus élevées, et je n'ose les émettre qu'avec le caractère du doute, qui doit toujours accompagner des vues nouvelles, surtout lorsque l'on est soi-même à l'entrée d'une carrière dans laquelle une étude constante est encore aussi indispensable avec l'expérience la plus consommée que dans le temps où l'on commence à la parcourir.

Ne connaissant pas plus la nature intime de l'inflammation, que le mécanisme de la nutrition des solides et des fluides organiques, dont elle est une aberration morbide, on a été obligé de la définir par l'énumération de caractères qui lui appartiennent ordinairement, mais dont on reconnaît bientôt l'insuffisance ou l'inexactitude par une application générale. L'on n'a considéré dans cette définition, que les lésions de tissus, et lorsque celles-ci ont manqué ou n'ont point été primitives, on a créé, je puis dire, des lésions imaginaires de tissus là où il n'y avait qu'une modification secondaire dans les propriétés vitales, afin de donner à la maladie un corps dont elle semblait manquer.

Le système séreux, entre autres, est celui pour lequel cette erreur est le plus remarquable. Dans ce qu'on appelle inflammation de ces membranes, quelle est la lésion du tissu? Est-ce leur opacité? est-ce leur injection? Elles ne sont point constantes, et l'on ne peut disconvenir que de telles lésions, comparées à l'inflammation désorganisatrice ou seulement à l'engorgement inflammatoire d'un parenchyme quelconque, en diffèrent considérablement. Et d'ailleurs n'a-t-on point des exemples de membranes séreuses rouges, dénaturées, et en suppuration? (Voyez le n.° 32.) Ces caractères ne suffisent-ils pas pour attester que leur inflammation réelle doit acquérir les mêmes qualités que celle des autres tissus, et qu'elle ne doit causer primitivement de trouble général dans l'économie qu'autant que le comporte la simplicité de leur organisation, et le peu d'importance de leurs fonctions ?

Comment penser qu'un peu d'opacité ou d'injection d'une membrane séreuse entraîne une maladie violente ou une mort presque foudroyante ? On objectera la présence d'une exhalation purulente qui n'a pu être versée que par la membrane elle-même. Mais si elle n'est point altérée, comment l'accuser de la production immédiate de ces sécrétions ? L'étendue de leur surface, leurs rapports vasculaires et leur faculté perspiratoire attestent qu'elles sont seulement à la disposition du système circulatoire général ; et comme les fluides généraux s'altèrent très-promptement dans toute espèce d'inflammation (23. et 30.), si les crises attachées aux diverses fonctions de sécrétion excrémentitielle ou l'inflammation désorganisatrice d'un parenchyme ne suffisent point à l'économie entière malade, pour se débarrasser d'un superflu morbifique, bientôt les diverses membranes séreuses deviennent le siége d'une exhalation qui modifie leurs propriétés vitales, mais ne les altère pas profondément. Plus tard, comme dans la péritonite chronique, c'est-à-dire secondaire, la présence du liquide pourra attaquer leur organisation; mais alors la maladie primitive sera jugée depuis long-temps. Aussi la maladie est-elle fréquemment mortelle (19 — 23.) dès sa première période, que ses produits morbifiques commencent à peine à être déposés dans les membranes séreuses.

Après l'ablation d'un membre, après la taille, comme après l'accouchement, les désordres les plus fréquens sont des exhalations semblables, et je ne puis m'empêcher de les regarder comme des dépôts critiques et souvent funestes d'une maladie générale. Cette conclusion est applicable aux affections semblables que j'ai signalées pour les membranes synoviales. Même organisation, mêmes fonctions vitales et mécaniques, et mêmes altérations; car plus la maladie était violente, moins elle laissait de traces d'inflammation, tandis qu'après une certaine durée, les franges synoviales, semblables à l'épiploon ou quelques autres régions, présentaient une véritable désorganisation.

On ne peut contrarier ces raisonnemens qu'en leur opposant les principes répandus par *Bichat* sur les progrès du travail inflammatoire dans les membranes séreuses ; mais il est facile d'apercevoir que *Bichat* ne les avait point puisés dans la nature ; il les avait seulement appropriés à la théorie, qu'un premier aperçu lui avait fait appliquer à un genre de lésions sur lequel il fixait le premier toute l'attention des pathologistes, mais qui n'avait pu être encore l'objet des méditations profondes de son génie créateur.

L'on pourrait encore objecter les exemples de péritonites et de pleurésies accidentelles et primitives ; mais quoique j'aperçoive déjà le côté faible de cette objection, je ne poursuivrai pas aussi loin une route nouvelle ; je crains de m'égarer, je préfère abandonner complètement ces réflexions à une sage critique, et les mûrir long-temps encore, plutôt que d'entrer dès cet instant dans une discussion qui n'a pas été préparée, et dont le champ s'agrandirait bientôt pour embrasser les questions les plus épineuses et les plus importantes de la pathologie interne.

Eruptions et affections gangréneuses générales.

(55.) Les éruptions cutanées sont désignées

par beaucoup d'auteurs sous le nom de *fièvres éruptives*; mais lors même qu'on leur conserverait la dénomination générique de *phlegmasies cutanées*, on ne pourrait disconvenir qu'elles portent leur action sur tout le système tégumentaire tant interne qu'externe, et que par conséquent ce sont des maladies générales. Je ne chercherai pas à déterminer le point contesté par les auteurs, dont les uns les reconnaissent comme des fièvres essentielles, et les autres comme des éruptions symptomatiques; je me bornerai dans les limites de la discussion que j'ai établies en commençant ce chapitre. Leur forme, leur type inflammatoire, leur marche et leur durée varient beaucoup. Ordinairement elles n'entraînent point la gravité du prognostic. La plupart sont si légères, qu'on les regarde comme de simples mouvemens critiques vers la peau et les membranes muqueuses, accompagnés d'une excitation fébrile passagère.

Je considère comme générales les affections gangréneuses de causes internes, que j'ai observées assez souvent soit à l'état aigu, soit à l'état chronique, à cause de la simultanéité de l'invasion sur plusieurs points de l'économie.

TYPE III.

Complications de phlegmasies locales et de maladies inflammatoires générales

Il est incontestable que l'influence de l'accouchement sur toute l'économie et sur l'appareil de la génération, jointe à quelqu'une des prédispositions générales, produit des maladies inflammatoires composées d'une affection commune à quelque système général et des phlegmasies particulières de quelque partie ou dépendance de la matrice. La description complète depuis le n.° (19.) jusqu'au n.° (32.), sans éliminer aucun des modes particuliers ni aucun ordre de lésions et de symptômes, présente la plus fréquente de ces maladies compliquées comme de toutes les maladies inflammatoires des couches : reconnue jusqu'ici par le plus grand nombre des pathologistes comme une *fièvre* ou une *péritonite puerpérale*, elle me semble constituer, d'après les discussions précédentes, une espèce particulière de complication résultant de phlegmasies primitives des dépendances utérines, et d'une maladie générale qui amène l'inflammation commune et secondaire des membranes séreuses.

Toutes les autres espèces de phlegmasies et

de maladies générales peuvent se combiner entre elles, et varier beaucoup dans les modes de complication. L'œil du praticien peut seul établir sûrement son diagnostic dans ces nombreuses variétés.

CHAPITRE III.

CLASSIFICATION DES MALADIES INFLAMMATOIRES DES FEMMES EN COUCHES.

Je vais examiner si les maladies inflammatoires des couches méritent une distinction spéciale comme affections puerpérales, ou si elles doivent être reportées dans le cadre nosologique commun des maladies inflammatoes.

Phlegmasies locales, suites de couches.

(57.) Il est évident que toutes celles dont il est question dans l'article (35.) ne méritent point une distinction particulière des mêmes affections survenues en toute circonstance autre que celle de l'accouchement ; mais les lésions de quelque partie de l'appareil générateur exposées sous les n.os (15, 16, 17, 18, 31.), ne pouvant se présenter sous cette forme que par suite de l'accouchement, me paraissent devoir former un genre particulier d'un ordre de *maladies inflammatoires puerpérales essen-*

tielles, distinct des phlegmasies du même appareil développées sous toute autre influence. L'inflammation des glandes mammaires ne pourrait appartenir à ce genre, vu qu'elle n'a jamais de rapport direct avec l'accouchement. (Voyez n.° 44.)

Maladies inflammatoires générales, suites de couches; fièvre de lait.

(58.) Parmi ces maladies en est-il que l'on puisse accuser d'une spécialité exclusive, relativement à l'état des couches? Il ne pourrait y avoir matière à discussion que pour l'inflammation commune des membranes séreuses; mais elle existe rarement dans cet état de simplicité, quoiqu'un peu plus fréquente que les affections du même genre décrites successivement sous le n.° (34.). La prédominance des symptômes abdominaux ne suffit pas pour établir cette spécialité ; elle ne fait que modifier l'aspect de la maladie : ainsi tout ce genre doit rentrer dans la partie correspondante du cadre nosologique commun des maladies inflammatoires.

S'il existait une fièvre puerpérale essentielle, elle trouverait nécessairement sa place auprès de ces maladies générales ; mais puisque aucune de ces affections n'a un caractère essentiellement puerpéral par ses causes, sa forme et sa fréquence, la conclusion que j'en tire est d'accord avec l'opinion reçue généralement sur la non-existence d'une fièvre puerpérale essentielle.

(59). Je ne puis m'empêcher de joindre à cet article une remarque intéressante. L'inconvénient des coupes arbitraires que nous sommes obligés de faire dans les sciences naturelles ne devrait point laisser dans l'esprit l'idée de séparations rigoureuses entre leurs diverses parties : ainsi en divisant la physiologie de l'homme sain et de l'homme malade, on les tronque nécessairement l'une et l'autre ; en voici un exemple particulier. La fièvre de lait ne peut être considérée comme morbide, eu égard à la définition générale de la maladie ; et cependant cet état, considéré physiologiquement, est en rapport avec toute une série de phénomènes morbides, et n'a aucun analogue dans les phénomènes naturels de la santé.

Si la physiologie et la pathologie conservaient leur connexion naturelle, la fièvre de lait serait placée parmi les maladies générales inflammatoires des couches, et formerait le second genre de l'ordre des *maladies inflam-*

matoires puerpérales essentielles ; ce serait non-seulement une maladie générale, mais encore une fièvre essentielle. Si j'avais l'autorité nécessaire pour changer une dénomination consacrée par l'usage, la fièvre de lait serait appelée *fièvre puerpérale*, considérant que les phénomènes fébriles qui succèdent à l'accouchement constituent une sorte de fièvre traumatique particulière, dont la cause, les symptômes et les crises sont exclusivement relatives à l'état des couches. La désigner sous le nom de *fièvre de lait*, c'est paraître attribuer à la sécrétion du lait des phénomènes qui sont eux-mêmes la cause déterminante du jeu de cette fonction, à laquelle les glandes mammaires sont préparées de loin, mais que celles-ci n'auraient point la vertu d'établir spontanément, si les phénomènes consécutifs de l'accouchement n'imprimaient pas à l'économie une excitation particulière qui amène, entre autres mouvemens éliminatoires, l'éréthisme particulier de ces glandes sécrétoires. (Voyez le paragraphe 8.)

Complications de phlegmasies et de maladies générales, suites de couches.

(60.) On ne peut attribuer aux complications des maladies générales, avec des phlegmasies non puerpérales , un caractère qui manque aux genres simples dont elles se composent. Quant aux complications dans lesquelles on observe la réunion de quelque maladie générale avec un groupe de phlegmasies puerpérales essentielles , la question change entièrement de face. En effet, dans ces circonstances, l'influence de l'accouchement, ayant produit un ordre spécial de symptômes et de lésions, indique une marche spéciale à suivre dans l'emploi des moyens thérapeutiques.

Entre ces diverses complications, il en est une surtout qui doit former, au premier rang, le troisième genre de l'ordre des *maladies inflammatoires puerpérales essentielles.* Je l'ai désignée particulièrement dans l'article (56.), et décrite du n.° (19.) au n.° (32.), c'est la *fièvre* ou la *péritonite puerpérale* des auteurs.

CONCLUSION.

(61.) Dans un essai sur cette question : *existe-t-il une fièvre puerpérale essentielle?* dédié au Docteur *Abraham* par M. *Mercier* de Rochefort, cet auteur ne se contente pas de résoudre cette question par la négative, mais il déduit encore d'une manière générale qu'aucune maladie ne peut être réputée essentiellement puerpérale, par la même raison que l'on ne peut reconnaître des maladies spéciales de la dentition, de la première menstruation, de l'allaitement, etc., etc. L'auteur de la Nosographie philosophique a admis les conclusions intégrales de M. *Mercier*. J'émettrai, sous la forme du doute, une opinion contraire, estimant que des fonctions naturelles, d'une importance assez majeure pour donner lieu fréquemment à des maladies dont la manière d'être dérive exclusivement de la nature de ces fonctions, doivent aussi leur faire assigner une dénomination ou un rang dans les cadres nosologiques, qui indique la nature spéciale de leurs causes et de leurs phénomènes. La même attribution ne pourra s'ensuivre pour des fonctions naturelles, qui ne peuvent que modifier légèrement des maladies ordinaires, ou déterminer leur développement sans causer des affections spéciales.

Du reste, l'essai de M. *Mercier* est placé au rang qu'il mérite par l'adoption que M. *Pinel* a faite de ses opinions dans sa Nosographie ; il a présenté le tableau historique le plus complet des notions précises et des erreurs successivement admises sur cette matière ; il abonde de considérations de physiologie et de pathologie les plus justes et appuyées sur un esprit d'observation des plus éclairés. La lacune que laissait ce travail était de considérer quelle était la nature réelle des affections puerpérales, parce que M. *Mercier*, après avoir renversé les théories adoptées jusqu'à lui, se borne à faire rentrer ces maladies dans le cadre commun des inflammations. Par exemple, pour la péritonite, il se contente de la dépouiller du caractère d'affection puerpérale essentielle, et il ne la considère que comme une péritonite simple : *Habitâ tamtummodò ratione puerperii.* J'ai fait tous mes efforts pour remplir cette lacune, parce que la clinique de la Maison d'accouchement m'avait convaincu de la spécialité de la plupart des inflammations des couches. D'ailleurs, sans avoir la prétention de donner un traité complet sur ces affections, je n'ai eu que le désir de tracer l'histoire et d'interpréter physiologiquement la nature de celles qui se sont offertes le plus souvent à mon observation. Puissé-je avoir atteint le but que je me proposais ! Puissé-je ne m'être pas écarté du principe que j'ai rappelé dans l'épigraphe de cette thèse, et dont l'observation fidèle pourra seule affranchir la médecine des explications qui ne sont qu'ingénieuses, et du vague thérapeutique dans lequel elle est souvent plongée !

QUATRIÈME PARTIE.

Thérapeutique.

Je ne parlerai point des indications dont l'utilité reconnue et la manière d'agir bien appréciée ne pourraient offrir matière à discussion, et je me restreindrai dans le cercle des affections spéciales des femmes en couches.

COROLLAIRES.

I.

(62.) « Le complément de la croissance, « une bonne santé, et la seule impulsion de « la nature, doivent toujours se réunir pour « amener la femme à accomplir, sous la pro- « tection des garanties sociales, le grand œu- « vre de la reproduction. »

L'influence de la grossesse et de l'accouchement (4—8.) indique assez d'elle-même combien cette proposition est importante. En effet, lorsque les mariages ne sont combinés que dans des vues d'intérêt ; lorsque l'âge et l'état de la santé n'ont pas été consultés ; lorsque l'impulsion tardive de la nature a été devancée par les mouvemens d'une imagination précoce, fruit de l'oisiveté, cet apanage si envié, et si funeste à certaines classes ; lorsqu'enfin l'inexpérience, secondée par la direction que l'hypocrisie des mœurs imprime à l'éducation, abandonne la femme à une destination naturelle, trop souvent contrariée par l'ordre de la société, cette fonction si importante s'exécute péniblement, et ses suites sont à redouter.

II.

(63.) « Toutes les incommodités habituelles
« de la grossesse ne réclament que l'emploi
« de moyens palliatifs, c'est-à-dire l'aide de
« la diététique. La médecine curative n'est
« applicable qu'aux circonstances morbides
« et à celles qui menacent de quelque acci-
« dent grave. »

Ce précepte est généralement violé par l'abus que l'on fait de la saignée dans la grossesse : je crois qu'elle doit être évitée le plus ordinairement, parce qu'elle ne peut être que contraire à l'exercice d'une fonction naturelle, et d'autant plus contraire que la grossesse est plus avancée, la femme ne suffisant alors à la nutrition du fœtus qu'aux dépens de sa propre constitution (6.). Pour les accidens de la première période, ils diffèrent totalement de la pléthore artificielle qu'occasionne dans les derniers mois la compression générale du système circulatoire, et n'ont presque jamais besoin d'être combattus par la saignée. Il faut être tout aussi réservé sur ce point dans le temps du travail ; car si les pertes de sang combattent l'inflammation par leur effet immédiat, leur effet secondaire est au nombre des causes qui peuvent en favoriser le développement.

III.

(64.) « La saignée générale remédie aux « désordres principaux et immédiats des ma- « ladies inflammatoires puerpérales d'autant « plus sûrement qu'elle est plus rapprochée « de leur début ; la saignée locale de la partie « supérieure et interne des cuisses attaque la « maladie dans son principe, sous le rapport « des lésions génitales. »

L'une des circonstances les plus nuisibles après l'accouchement étant une pléthore générale (8.), et le propre de toute maladie inflammatoire étant de se porter avec une rapidité extrême sur les fluides généraux de l'économie, une des premières indications est d'agir sur ces liquides eux-mêmes; or, la seule influence directe que nous puissions jusqu'ici exercer sur eux avec quelque avantage, c'est leur diminution subite et rapide. Quant à la saignée locale de la partie supérieure et interne des cuisses, elle opère une dérivation sur la circulation de l'appareil génital, et en tempérant des accidens locaux elle influe d'une manière favorable sur l'ensemble de la maladie.

IV.

(65.) « La saignée locale sur les parois de « l'abdomen, à part son effet général lors- « qu'elle est très-copieuse ou réitérée, ne fait « souvent qu'augmenter l'un des effets secon- « daires de la maladie, savoir la fluxion in- « flammatoire péritonéale. »

J'ai souvent remarqué le peu d'avantage qu'on retire des applications de sangsues sur le ventre, et cette pratique a l'inconvénient de faire différer et omettre quelquefois les saignées générales ; j'ai constaté, au contraire, l'efficacité d'une déplétion prompte et considérable dès l'apparition des premiers symptômes. Cependant, comme il ne faut presque jamais saigner dans la seconde période, on a recours volontiers à de simples applications de sangsues; elles sont moins à craindre que la phlébotomie, à cause du peu d'action qu'elles ont sur l'économie en général; mais leur innocuité dans cette circonstance est beaucoup plus certaine que leur utilité.

V.

(66.) « Beaucoup de médications accessoires « peuvent seconder le traitement antiphlogis- « tique, mais aucune n'est douée d'une action « spécifique contre les affections puerpérales. »

Les vomitifs et les purgatifs peuvent opérer des évacuations avantageuses dans le cas surtout de certaines complications gastriques. Cependant beaucoup de praticiens répugnent à tenter cette espèce de dérivation, par la crainte des désordres qu'elle peut occasionner, ou dont elle peut augmenter le danger dans les irritations fréquentes de la membrane muqueuse digestive. L'expérience a dépouillé cette méthode des prérogatives que lui avaient fait attacher des succès exagérés ou malheureusement devenus trop rares.

La salivation produite par des frictions mercurielles réitérées sur de grandes surfaces, a une action trop lente pour la marche de la maladie. J'ai toujours douté de la part que ce moyen pouvait avoir eue dans les terminaisons favorables.

Je n'attache pas une importance plus réelle à la double médication que peut exercer le protochlorure de mercure à hautes doses.

DE L'IMPRIMERIE DE DIDOT LE JEUNE,
rue des Maçons-Sorbonne, n° 13.

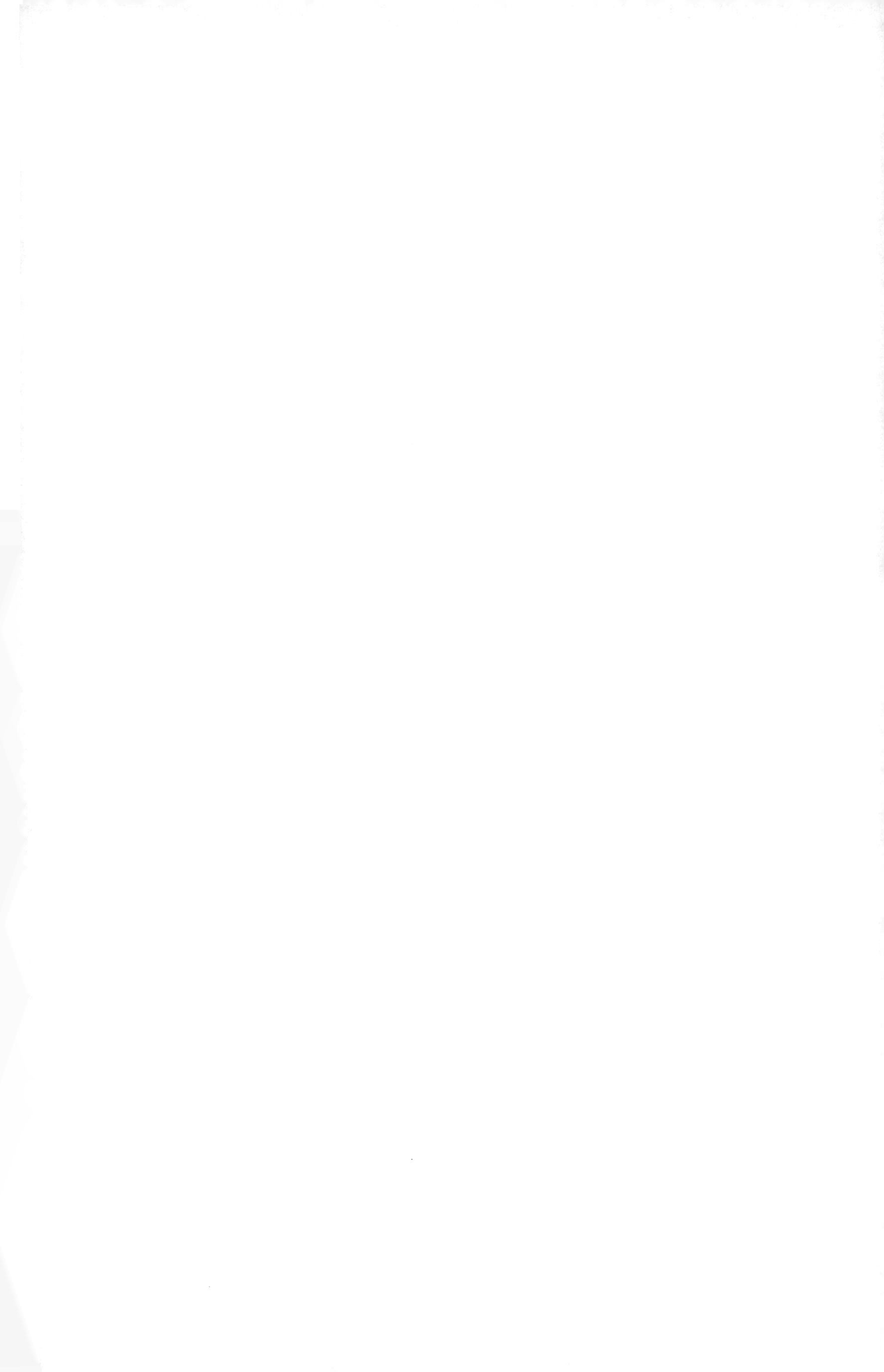

www.ingramcontent.com/pod-product-compliance
Ingram Content Group UK Ltd.
Pitfield, Milton Keynes, MK11 3LW, UK
UKHW021556260726
13993UKWH00002B/881